RACKEL ACCETTI

Ressignificando
PERDAS

RACKEL ACCETTI

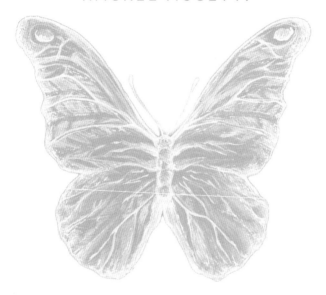

Ressignificando
PERDAS

Reflexões e práticas para (sobre)viver
à metamorfose do luto.

© Publicado em 2023 pela Editora Alfabeto

1º edição 2023
Direção Editorial: Edmilson Duran
Revisão e preparação: Ana Prôa
Colaboração revisão: Marília Gabriela Massetto
Colaboração exercícios: Gabriel Rodrigues Costa Oliveira
Capa: Bella Diagramação
Ilustração capa: Valéria Bressann
Projeto Gráfico e diagramação: Bella Diagramação

Dados Internacionais de Catalogação na Publicação (CIP)
Angelica Ilacqua CRB-8/7057

Acetti, Rackel
Ressignificando perdas: reflexões e práticas para (sobre)viver à metamorfose do luto / Rackel Acetti. - [S.l.] : Editora Alfabeto, 2023.

160 p. : il.

ISBN: 978-65-87905-47-1

1. Autoajuda 2. Luto 3. Superação I. Título

22-5464   CDD 158.1

Índices para catálogo sistemático:
1. Autoajuda

Todos os direitos sobre esta obra estão reservados à autora, sendo proibida sua reprodução total ou parcial ou veiculação por qualquer meio, inclusive internet, sem autorização expressa por escrito.

EDITORA ALFABETO
Rua Protocolo, 394 | CEP: 04254-030 | São Paulo-SP
Tel.: (11) 2351-4168 | editorial@editoraalfabeto.com.br
Loja Virtual: www.editoraalfabeto.com.br

*Dedico esta obra às minhas anjas
Elisete Bicalho, minha mãe, e
Djanira Iversen, minha avó materna.*

*Vocês são as responsáveis por todos os acentos,
vírgulas, linhas, pontos finais e todo o resto.*

Sem vocês, não conheceria o verbo amar.

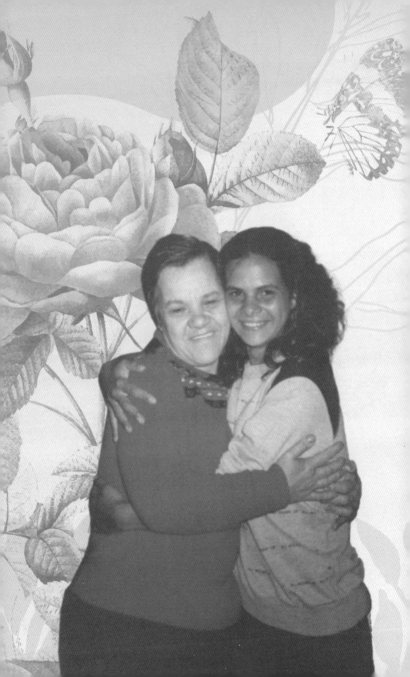

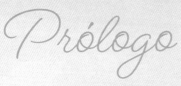

Prólogo

Naquele dia, eu sentia sua pele macia.

Seu toque. Era o toque do amor.

Quem visse aquela mulher, a troca de olhares entre mãe e filha, saberia de imediato: ela tinha nascido para ser mãe.

E não precisava chegar muito perto para entender que ela era a expressão do amor.

Seu sussurro, ainda no quarto, enquanto me embalava para que eu tivesse um sono tranquilo.

Seu jeito de ler as pessoas.

Sua maneira de interagir com o mundo.

Não tinha uma audição que a possibilitasse ouvir, mas lia lábios. E lia almas.

Ao lado dela, não tinha quem não se desnudasse. Quem pudesse esconder o que quer que fosse.

Ela decodificava as mensagens que eu não tinha coragem de trazer.

Ela era uma mulher que sabia ser.

Simplesmente estar ao meu lado. Presente.

Ao lado dela, eu sentia segurança. Era como uma nuvem de algodão com um chão firme por baixo onde eu pudesse pisar tranquila, sempre com a fantasia de que estava flutuando.

No dia em que ela se foi, eu não toquei sua pele. Nem seu rosto. Sua mão, tão quente, deveria estar fria o bastante para que eu não a reconhecesse.

O chão, tão firme, se desfez debaixo dos meus pés.

Queria ter sido surda para não ouvir aquela notícia.

Ela tinha partido.

A pergunta era: o que fazer com aquela dor?

Um rasgo que não tinha remendo. Meu coração estava oco. Sem vida. Sem qualquer sinal de que pudesse voltar a bater da mesma forma.

Emudeci. Fechei os olhos. O mundo podia acabar. Meu mundo tinha, de fato, acabado.

Sem cor, sem vida. Sem ela.

O toque, a voz, o cheiro. Tudo virou lembrança. E eu pensei em desistir.

Como seguir em frente sem ela?

Foi a pergunta que me motivou a escrever este livro.

Agradecimentos

Agradeço primeiramente ao Criador pela força espiritual e toda a inspiração para escrever essa obra. E aos "anjos" que ele me conectou para conseguir viabilizar esse sonho: Ana Prôa, Cinthia Dalpino, Edmilson Duran, Gabriela Duran e Isabella Maria (Bella).

E agradeço principalmente a você, leitor e leitora. Com todo amor e carinho por me acompanhar desde que comecei a compartilhar minha escrita.

Foi o seu acolhimento que permitiu que este sonho se realizasse.

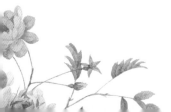

Sumário

Quem sou eu? 13

Por que ressignificar? 21

Como as luzes se apagaram dentro de mim . 29

O luto é uma luta! 59

Espiritualidade pode ajudar? 89

Exercícios e práticas para a ressignificação . 101

Tudo bem não estar bem! 145

Redes sociais 155

Referências 156

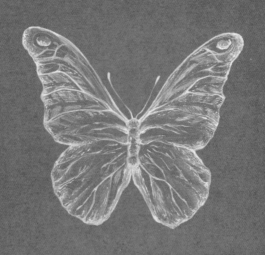

Quem sou eu?

Olá, me chamo Rackel Accetti e tenho 38 anos. Sou jornalista, editora de livros, mãe do Gustavo e da Julia, reikiana e estudante de terapias alternativas. Trabalho no mercado editorial há duas décadas, sempre editando livros de autores de sucesso, como William Sanches, May Andrade, Patricia Meirelles, Marcia Luz, Wagner Borges, entre tantos outros. Jamais imaginaria que, após a vivência da minha maior dor, iria estar aqui escrevendo meu próprio livro.

Há dois anos, minha vida mudou bruscamente. Perdi minha mãe e minha avó materna em menos de 15 dias de intervalo. Perdi planos e sonhos de uma forma abrupta e repentina. Vivi o adeus sem despedida para a Covid.

Padre Fábio de Melo fez uma citação que me impactou muito: *"Há pessoas que são múltiplas. Abrigam em si uma infinidade de outras.*

Quantos partem naquele que parte? Quantos morrem naquele que morre?

O amor é um mistério que altera a regra das quantias. Ele nos torna múltiplos, desdobra-se, modifica o antes singular, cria uma infindável série de papéis, fazendo-os viver em um só".

Minha mãe era uma dessas pessoas. Perdi muitas pessoas numa só. Ela era minha mãe, meu pai, minha vizinha, minha cúmplice, minha confidente, minha companheira, minha melhor amiga.

A partir desses lutos, me vi completamente SÓ vivendo todo esse processo. Por muitas vezes, achei que estava enlouquecendo por sentir tudo aquilo.

É muito cansativo viver em uma sociedade que não aceita o sofrimento e julga nossas dores.

Cheguei a ir a uma psicóloga, que me disse que o prazo para sentir o luto era de um ano. Fazia 11 meses e a dor só aumentava. Realmente achava que estava enlouquecendo.

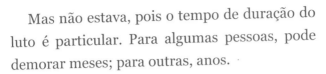

Mas não estava, pois o tempo de duração do luto é particular. Para algumas pessoas, pode demorar meses; para outras, anos.

Em geral, considera-se que o primeiro ano seja o mais difícil, já que passaremos pelas principais datas pela primeira vez após a perda da pessoa que amamos.

Procurar uma ajuda especializada é muito importante para que você não passe por situações enlouquecedoras como as que eu estava começando a viver.

Foi por isso que decidi mergulhar e estudar sobre o processo do luto. Li mais de 30 obras de referência sobre o assunto e me aprofundei no autoconhecimento e na espiritualidade.

Afinal, quando perdemos quem amamos, sofremos uma crise fortíssima de identidade e precisamos nos conhecer verdadeiramente para enfrentar essa montanha-russa de emoções.

Senti muita vontade de escrever este livro como uma forma de compartilhar meu processo, para que você, leitor, possa compreender que tudo o que sente é legítimo e verdadeiro (e que não está enlouquecendo!).

Perder quem amamos é viver um temporal de dor, de desespero e de incertezas. Um pedaço de nós foi arrancado de forma abrupta e repentina.

"No dicionário do luto, não há espaço para palavras como 'superar', 'ultrapassar' ou, pior ainda, 'encerrar'. O termo 'encerramento' se aplica bem a contas bancárias, e não a um coração partido pela dor de uma perda irreparável."[1]

---

[1] Rodrigo Luz no livro *Luto é outra palavra para falar de amor*.

O luto não é um problema que precisa ser resolvido.

O luto é um processo natural que precisa ser vivido para ser ressignificado.

Não sufoque, apresse ou ignore sua dor.

"O luto tem uma inteligência própria e vai se organizar e mudar de estágio sozinho."[2]

Ressignificando Perdas

RACKEL ACCETTI

---

[2] Megan Devine no livro *Tudo bem não estar tudo bem*.

Impossível romantizar uma dor tão profunda como a do luto, e por isso decidi trazer minha história de forma transparente e verdadeira. Talvez você se conecte diretamente com a sua dor e com a ferida latente que hoje sangra na sua alma, mas acredito que finalizará este livro com o coração mais ameno e tranquilo, compreendendo que é possível construir uma nova vida que acomode a dor e a saudade, aprendendo a conviver com uma ausência que estará sempre presente.

Na escuridão encontraremos a luz, no vazio encontraremos a presença, na tristeza encontraremos a alegria, na saudade encontraremos a lembrança e na dor encontraremos o amor.

O amor é a chave e o caminho possível para a ressignificação de toda a dor.

Unidos pelo amor para ressignificar toda a dor!

Desejo uma boa leitura!

Rackel Accetti

Atenção

Este conteúdo não substitui o acompanhamento especializado de um psicólogo e/ou terapeuta. Se você sente que a sua dor está o impedindo de retomar atividades corriqueiras, recomendo que procure um tratamento psicoterapêutico.

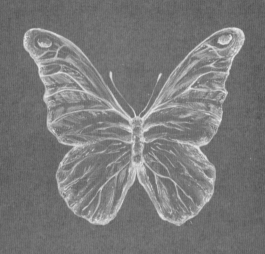

Por que ressignificar?

Atualmente, tenho uma página no Instagram – *Ressignificando Perdas* – e talvez você já me conheça graças a ela. Foi nessa página que todo meu projeto de escrita terapêutica começou. Meu intuito era retomar um hábito que tinha na minha infância e adolescência: escrever. Na época, escrevia em diários.

Era uma forma de ouvir a mim mesma. Após o registro das minhas palavras e dos meus sentimentos, conseguia me enxergar melhor e me sentia mais íntima comigo, mais próxima das minhas emoções.

E as minhas emoções me cobraram por me ausentar das palavras. Após o luto da minha avó e da minha mãe, vivi um colapso de sensações e sentimentos que começaram a me sufocar.

O que mais me entristecia era que, durante o processo, busquei ajuda de amigos e familiares e a grande maioria me aconselhava: "Supera, Rackel. Você precisa superar!".

Comecei a me sentir pior, angustiada, travada, e achava que, de fato, eu precisava tentar superar. Mas o que significa superar? Esquecer quem amamos?

Descobri que falar de morte é muito incômodo para a maioria das pessoas. Nas redes sociais, então, é praticamente proibido. Nos posts, elas só querem mostrar sucesso, superação e o quanto são belas em inúmeras selfies. Ninguém quer expor suas fragilidades e seus verdadeiros sentimentos.

As pessoas, em geral, não gostam de expor suas vulnerabilidades, por acreditarem que tristeza é sinal de fraqueza. Um pensamento muito equivocado e baseado em crenças que só limitam a sua própria evolução.

Ser forte é assumir verdadeiramente o que sente. Reprimir as emoções nunca foi sinal de força. Eu não consigo ser assim!

Existe uma frase conhecida de Carl Jung, com a qual me identifico muito: *"O que você resiste, persiste!"*.

Acredito que deixar de olhar, sofrer ou chorar as nossas perdas não nos ajuda a ressignificar. Na verdade, ocorre o oposto: quando não vivenciamos, validamos e choramos as nossas perdas, todo o emaranhado de emoções que estão ligadas a elas fica retido e explode no nosso corpo físico.

A dor reprimida sempre terá reflexo no corpo físico. Após sofrer o impacto de duas perdas extremamente significativas, eu vivia em um ambiente no qual tive que reprimir as emoções para me mostrar *forte*. Era o que as pessoas esperavam de mim. Mas paguei um preço alto por tentar agradar os *outros*.

Nunca tive problemas de saúde e, repentinamente, desenvolvi dois nódulos na tireoide. Estudando a doença como linguagem da alma, descobri que a tireoide está localizada na região do pescoço próximo ao local onde ficam nossas cordas vocais. Portanto, está ligada diretamente ao bloqueio da fala.

Eu não falava, não me expressava. E tudo começou a fazer sentido na minha busca por autoconhecimento.

Também tive arritmia cardíaca e, nos meus estudos, concluí que todas as emoções afetam diretamente a saúde do coração.

As emoções reprimidas adoecem nosso corpo físico, isso já é comprovado cientificamente.

Não deixe de experimentar todas as sensações e sentimentos que o luto irá fazer você se conectar. Não abafe a chama da dor. Deixe-a queimar até que a fumaça se dissipe e você consiga voltar a respirar.

Se você abafar, ela poderá se espalhar e incendiar o seu corpo físico e a sua saúde.

Precisamos enxergar a dor como uma relação natural à morte e à perda, e não uma doença ou um transtorno.

A culpa não é nossa de estarmos em sofrimento!

Sofrer o luto é a consequência do rompimento de um grande vínculo de amor.

Estamos nos adaptando a uma nova configuração desse vínculo, que não contempla mais a presença física, porém transcende a matéria. E vive mais presente do que nunca dentro dos nossos corações.

Não podemos consertar o luto, só podemos suportar o processo.

Não é você, somos nós!

Então aprendi que não é sobre superar, é sobre *ressignificar*.

E perder o medo de falar sobre as nossas dores faz parte desse processo.

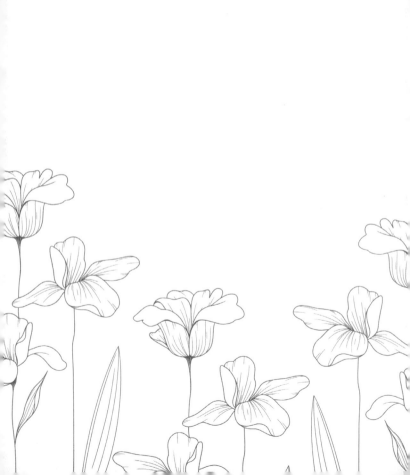

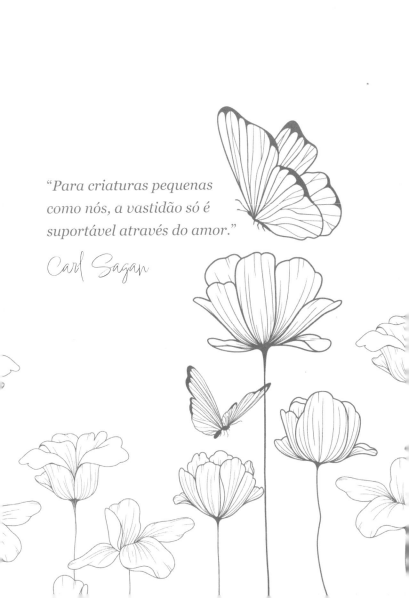

"Para criaturas pequenas como nós, a vastidão só é suportável através do amor."

Carl Sagan

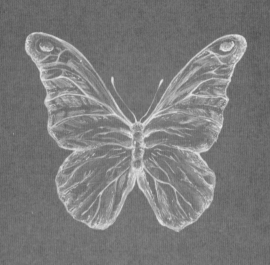

Como as luzes se apagaram dentro de mim

Lembro a primeira vez que perguntei para a minha mãe:

— Mãe, o que acontece com as pessoas quando morrem?

Ela sorriu, me pegou no colo e apontou para o céu:

— Está vendo esses pontinhos brilhantes no céu, filha? Esses pontinhos se chamam estrelas. Veja quantas estão brilhando! Cada uma delas é uma pessoa que partiu e que está ao lado de Deus olhando por nós.

Eu fiquei hipnotizada pelo céu, imaginando cada rosto que estava ali naquelas estrelas. Jamais passou pela minha cabeça que a minha mãe um dia seria uma delas. Achava que as mães eram imortais. Ahhh, se fossem...

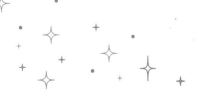

Em 2020, quando eu estava com 36 anos, minha vida mudou bruscamente. Perdi minha mãe e minha avó, com apenas 15 dias de diferença, para o adeus sem despedida da Covid. E, com elas, perdi meus planos e sonhos.

Eu me senti totalmente desorientada, sozinha. Várias vezes, falei para Deus: "Será que eu estou preparada para enfrentar essas duas perdas de uma vez? Será que você não poderia ter me dado um tempinho, um preparo maior entre uma coisa e outra?".

Mas não. Foi de uma vez só mesmo. Praticamente do dia para a noite, me senti sozinha no mundo – e me sinto até hoje. Eu não contava mais com o meu porto-seguro.

A verdade é que eu nunca tinha vivido o luto. Na minha família, havia muita longevidade, o luto era algo distante... E, de repente, fui obrigada a aprender que perder quem amamos é viver um temporal de dor, de desespero e de incertezas. Um pedaço de nós é arrancado de forma abrupta e repentina. E, no meu caso, dois pedaços.

Desde pequena, minha mãe e minha avó sempre estiveram comigo. Tanto nos momentos mais cotidianos quanto nos grandes desafios da minha vida.

A minha avó vivia lá em casa, ajudando a minha mãe em tudo. Ela sempre foi uma mulher muito ativa e muito presente! Fazia almoço para mim e para a minha irmã, arrumava a casa, cuidava da gente... Tanto é que meu pai brincava com a minha mãe, dizendo para ela parar de fazer a sogra dele de "empregada doméstica".

Mas não era nada disso... Minha mãe e minha avó eram ligadas nesta existência de uma forma sublime. Minha mãe dependia muito emocionalmente da minha avó e vice-versa. Era como se as duas fossem uma coisa só! E como minha avó era separada de meu avô, tratou de ir morar perto de nossa casa para estar sempre juntinho de nós.

Cresci tendo como referência a força dessas duas mulheres. Elas sempre me apoiaram e me defenderam nos momentos bastante desafiadores (e até traumáticos) que passei na minha infância e juventude – sim, eu os vivi... E talvez um dos mais difíceis tenha sido me descobrir grávida, aos 17 anos, pouco depois de ter passado para a faculdade de jornalismo. Cheia de medo, contei para a minha mãe. Ela simplesmente chorou e me abraçou. E, segurando a minha mão, me olhou fundo e disse: "Eu não quero que você acabe como eu. Você vai fazer essa faculdade e eu vou te ajudar. Mas agora temos que ir contar para o seu pai. Aguenta, porque vai ser difícil. Mas vamos lá juntas!".

Nesse dia, vi a minha mãe enfrentar o marido pela primeira vez. Meu pai ficou muito bravo! Rigoroso, representante da tradicional família brasileira, queria que eu me casasse com o meu namorado. Mas eu não queria, embora o pai do meu filho tivesse até me pedido em casamento. Ela saiu em minha defesa: "Se a Rackel não quer se casar, ela não vai!". E assim a minha escolha de ser mãe solteira foi respeitada, tendo sempre o suporte dela.

Eu ia para a faculdade de ônibus, grávida, e minha mãe ia sempre comigo. Ela ficava lá me esperando até minhas aulas terminarem, porque tinha medo de que eu andasse de barrigão sozinha no transporte público. Meu filho nasceu em 14 de julho, no meio das férias. Graças à ajuda da minha mãe, eu não perdi aula alguma! Fui à faculdade até o finzinho da gravidez e voltei em agosto, no primeiro dia do novo semestre.

Pouco tempo depois de o Gustavo nascer, fui morar num apartamento perto da minha mãe. Eu trabalhava desde os 14 anos e sempre busquei a minha independência. Mesmo assim, ela me ajudava com os cuidados com o bebê e ia muito além. Eu tinha menos de 20 anos, estava no auge da minha adolescência! Então, quando surgia um convite para me divertir, minha mãe fazia questão de que eu fosse. Dizia logo: "Deixa o Gustavo aqui!!!". Qual outra mãe faria isso?

Quando meu filho tinha 6 anos, conheci o pai da minha filha. Vivemos sete anos felizes, mas, quando a Júlia estava com 3 anos, sofri uma grande decepção e o nosso relacionamento chegou ao fim de uma hora para a outra. Eu fui ao chão... E minha mãe, mais uma vez, me amparou e não me deixou cair. A minha grande cúmplice, companheira e melhor amiga ficou ao meu lado, para me sustentar e dar foco.

Desde a minha infância, fui vítima – de maneira direta ou indireta – dos mais variados abusos: emocional, psicológico, físico, sexual... Conto isso aqui sem medo de julgamentos e sem querer apontar dedos. Sei que tudo o que vivi (e ainda vivo) tem um porquê e, também, que tudo faz parte do meu processo evolutivo. Mas a verdade é que, todas as vezes que esses fatos aconteceram, minha mãe estava lá comigo para tornar tudo mais fácil. Fosse me consolando enquanto eu chorava sobre a minha cama, fosse me acompanhando a um hospital, a uma delegacia... Em todas as experiências desagradáveis que já passei na minha vida, minha mãe sempre esteve comigo me dando apoio.

Ela era a minha força vital. Se eu consegui sobreviver, foi porque minha mãe segurou na minha mão. Em todos os desafios da vida, ela e minha avó (que, como já disse, pareciam uma só!) eram o meu suporte. O falecimento das duas foi, de fato, uma grande puxada de tapete.

Os últimos momentos

Em 2019, recebi o convite para ser gerente de uma editora na serra gaúcha. Minha mãe foi a que mais me incentivou a aceitar a proposta e deixar São Paulo, ainda mais porque eu estava namorando, havia quase um ano, um rapaz de Canoas, município do Rio Grande do Sul. A ponte entre nós iria encurtar bastante.

Depois que me instalei em Nova Petrópolis, levei minha mãe e minha avó para ficarem comigo por um ano. Elas amaram a experiência, mesmo com a minha avó já tendo iniciado um processo de demência, não lembrando mais das coisas, tendo problemas de incontinência urinária e não conseguindo andar direito. Uma vez por semana, uma cuidadora ficava com ela, e assim eu e minha mãe podíamos passear pelas belezas daquela região.

Em fevereiro de 2020, chegou a hora de elas voltarem para casa. No avião, tirei a última foto delas felizes juntas, passeando... Meu coração estava apertado com a despedida, mas certa de que sempre que possível iria visitá-las e, um dia, minha mãe retornaria para morar definitivamente comigo no Sul, como era o sonho dela.

Porém, um mês depois, a pandemia fechou aeroportos e fez com que o meu reencontro com elas se tornasse ainda mais distante de acontecer. Mas todos os dias eu trocava mensagens com a minha mãe pelo WhatsApp. Todo santo dia! Às vezes, eu ia sair e começava a mandar selfies para ela, perguntando: "Mãe, essa roupa está boa?". E ela respondia: "Essa roupa está ruim, mas a maquiagem está linda!".

Ela era a minha melhor amiga, o meu alicerce, o meu pilar. Era tudo para mim! Com a pandemia, também vieram as lives no Instagram e no YouTube. E, por conta do meu papel na editora, passei a promover várias para impulsionar a venda de livros. Em todas elas, a minha mãe entrava. Ela era a minha maior fã! Apesar da distância, eu sempre a sentia pertinho de mim.

Na minha rotina de trabalho, tive a ideia de reeditar o livro *Falando de Vida Após a Morte*, do professor Wagner Borges, que estava esgotado. Acreditava que seria um grande acalento para as pessoas que estavam perdendo seus entes queridos para a Covid-19. Relançamos o livro três meses antes de minha avó e minha mãe morrerem. Mal sabia que, muito em breve, seria eu quem precisaria de acalento.

Mas, no fundo, acho que uma parte minha já percebia que algo estava para acontecer. Eu pressenti a morte da minha mãe. No dia em que ela apresentou o primeiro sintoma, tive um sonho ruim com ela. Não conseguia lembrar o que era... Apenas acordei com uma sensação estranha. Logo cedo, mandei mensagem: "Mãe, como você está? Sonhei com você, mas não lembro o quê. Está tudo bem aí?". E ela respondeu: "Ai, filha, estou bem... Estou indo... Cumprindo a minha missão... Espero que eu esteja cumprindo bem. Estou me esforçando, mas estou exausta".

Minha mãe se referia à minha vó. Nos últimos cinco anos, ela não fazia outra coisa a não ser cuidar dela. Quase não vivia mais para si própria, nem tinha vida social. Mas ela fazia tudo com muito amor, com muita gratidão. Nunca quis colocá-la numa casa de repouso. Na ocasião em que tive esse sonho, minha avó já estava internada com Covid. Então, eu respondi: "Calma, mãe. Isso vai acabar...". De certa forma, eu via que, quando a minha avó partisse, seria um impulso para minha mãe viver a vida e buscar caminhos para ser feliz. Afinal, ela ainda tinha apenas 57 anos. Só que, naquela mesma noite, surgiu a primeira febre.

O coronavírus entrou traiçoeiro em minha família. Meu pai teve contato com um amigo, que estava infectado e não sabia, vindo a morrer poucos dias depois. No mesmo dia em que meu pai apresentou os sintomas, minha mãe encontrou um ponto escuro no pé de minha avó, como se fosse uma necrose. Imediatamente a levou ao hospital e, chegando lá, foi constatada a necessidade de internação para ser feita uma raspagem no osso atingido. Porém, para a nossa surpresa, ela seguiu diretamente para a ala de Covid. Embora sem sintomas, minha avó estava infectada. A raspagem ficaria para depois...

Diante do teste positivo de meu pai e minha avó, minha mãe decidiu ficar isolada na casa da minha irmã. Um infectologista fez uma consulta com meus pais por videoconferência, receitando o mesmo tratamento para ambos. Meu pai melhorou. Mas minha mãe, dois dias depois, começou a se sentir muito cansada. Ela procurou um hospital e, como sua saturação estava baixa, a internaram por precaução.

Após dois a três dias, a saúde de minha avó começou a piorar. Em 20 de agosto, ela morreu, aos 85 anos. Quando a minha irmã me ligou para dar a notícia, doeu demais. Porém, como nossa avó já estava muito idosa e debilitada, encarei como um processo de descanso. Não cheguei nem a ir a São Paulo para o enterro, já que todos me recomendaram ficar no Sul para evitar que eu fosse infectada.

No dia em que minha avó partiu, mais uma estranha prova da forte ligação entre as duas aconteceu: minha mãe piorou e foi transferida para a UTI. Ela estava com 60% dos pulmões comprometidos, embora não fosse necessário ser entubada.

As visitas na UTI eram apenas às quartas-feiras – mesmo assim à distância, por um vidro. Minha irmã conseguiu ir visitar nossa mãe e levou para ela uma carta minha, em que eu fiz um verdadeiro tutorial energético para ajudá-la a se recuperar. Até hoje guardo a foto que minha irmã tirou pelo vidro, enquanto ela lia as minhas palavras.

Dois dias depois, eu estava chegando em casa após o trabalho e meu celular tocou. Nesse instante, minha gata pulou no meu colo, como se quisesse me avisar de algo. Ao atender à chamada, ouvi a voz da minha irmã, naquele tom: "Kel...". Deixei o celular cair no chão. Eu já sabia. Minha mãe havia sido entubada.

Quando você tem um familiar internado com Covid, todo dia espera uma ligação. E aí o médico sempre dizia: "Olha, a sua mãe está estável... A previsão é que ela vá para o quarto na semana que vem... Ela está plena, está ótima, está bem...". A gente tinha apenas esperança. Só que, de repente, ela foi entubada. Teve uma parada cardíaca, foi reanimada, mas precisou ser entubada. Aquilo foi um choque para mim. Todo dia eu estava cheia de fé. Mandava reiki, mandava energias positivas... Na minha visão, pensava que não era possível ela morrer. Logo agora que havia cumprido a missão com minha avó e finalmente iria realizar o sonho de morar na serra gaúcha comigo. Poderia curtir a vida e ser feliz!

Não pensei duas vezes: avisei ao meu chefe que precisava partir e peguei o primeiro avião para São Paulo. Ainda assim, não era possível vê-la. As notícias por telefone continuaram chegando assustadoras. Ela estava piorando... Os rins estavam parando de funcionar... Estávamos sendo preparados para o pior.

No sábado em que ela morreu, passei o dia na piscina brincando com a minha filha e a minha sobrinha. Por incrível que pareça, elas estavam muito tensas. De noite, quando minha irmã foi embora com a filha dela, fui colocar a Julia para dormir. Poucos minutos depois, minha irmã voltou sozinha e disse que precisava conversar comigo e com meu pai. Eu gelei. Já sabia o que era. E assim, perto das 22 horas do dia 5 de setembro de 2020, recebi a notícia de que minha mãe havia partido.

Luto: só sabe quem passa

Quem parte simplesmente vai embora, e somos nós que ficamos dizendo adeus. Com um gosto amargo de ausência, aquele nó na garganta e uma saudade que esmaga o coração. Não existe forma de não sofrer quando nos despedimos de alguém que amamos. Nunca sabemos o quanto custa até sentirmos na pele essa trágica experiência.

E, naquele momento da notícia (e até hoje!), eu apenas queria fechar os olhos e acordar no dia seguinte com alguém me dizendo que tudo não havia passado de um terrível pesadelo.

A dor era real e esmagadora.

Uma semana depois do enterro de minha mãe, voltei para o meu trabalho no Sul. Mas comecei a ficar muito triste, a me sentir muito perdida, embora as pessoas quisessem me ver sorrindo. Nas lives, quando eu não via mais o nome dela subindo na tela, me dava aquele aperto no coração. Eu passava a semana inteira disfarçando, fingindo que estava bem. Às vezes, vagava pela cidade como numa cena sem áudio. Olhava ao redor e me perguntava com que direito as pessoas sorriam, se dentro de mim as luzes estavam apagadas.

Existe um não maior da vida do que perder alguém que amamos?

Shelby Forsythia escreveu em seu livro *Sobre viver o luto*: "Quando alguém que amamos morre, é como se uma pedra gigantesca tivesse sido adicionada à nossa existência. É um fardo instantâneo, um peso inegociável colocado em cima de uma vida já cheia". O luto é como uma pedra pesada... Você aprende a ajeitar o peso dela e depois se acostuma com o que está carregando.

E assim eu ia e voltava todos os dias do trabalho, tentando ajeitar o peso da minha pedra. Mas à noite, sempre que chegava em casa, desmoronava. Eu também ficava esperando ansiosa pelas sextas-feiras, quando meu namorado vinha passar o fim de semana comigo. Era com ele que eu desabafava e chorava...

O luto é pesado, dolorido e, na maioria das vezes, solitário. Porém, também muito revelador. Nesse processo, muitas pessoas irão se afastar e finais de ciclos irão surgir. Foi assim que, quatro meses após o falecimento de minha mãe, meu namorado foi ficando cada vez mais distante, mais ausente... Até terminar o nosso relacionamento por uma chamada de vídeo. Eu chorei tanto, mas tanto... Era mais um luto que surgia em minha vida.

Mas eu ainda tinha o meu trabalho. Tinha? Eu amava a cidade em que morava, amava o que fazia. Era tudo tão enriquecedor! Só que eu me sentia completamente sozinha. Eu não estava mais conseguindo ser eu mesma. Ao meu redor, havia muita cobrança de positivismo e ser feliz o tempo todo. Mas quem consegue isso?

Era difícil encarar aquela roupa pendurada que não veste mais o corpo que vestia, as fotos que mostram quem eu queria que estivesse ao meu lado agora, e tudo, absolutamente tudo, me trazia lembranças.

Sem dúvida alguma, a minha vida tinha mudado. Eu não era mais a mesma sem a minha mãe. Não dava para acionar uma tecla e simplesmente fingir que nada estava acontecendo. Não dava mesmo!

Não é possível apagar da nossa mente e da nossa vida situações passadas com alguém que fazia parte da nossa existência, mas temos o dever de sermos sinceros com o momento pelo qual estamos passando! Não adianta não falar sobre o que aconteceu ou fingir que não está doendo. Dói, e o que eu posso fazer para amenizar essa dor? Isso é possível? O primeiro passo sempre é se acolher.

E foi exatamente o que decidi fazer: *acolher a minha dor*. Pouco mais de um ano após a partida da minha mãe, compreendi que era hora de voltar para São Paulo. Era hora de ficar junto da família que ainda me restava. Mesmo assim, foi uma escolha difícil. Eu gostava muito do que fazia. Vivi, assim, mais uma perda. Mais um luto. Mais uma dor a ser ressignificada.

Por isso, o processo de ressignificar vai muito além da dor da perda para a morte. Existirão perdas em vida de relacionamentos, amizades ou até mesmo de um trabalho que você adorava. São ciclos naturais que o Universo trará para mostrar as pessoas que realmente valem a pena estar ao seu lado. O que for verdadeiro permanecerá! Por mais que doa, e vai doer muito, agradeça por esses movimentos naturais do Universo.

Tinha chegado, então, o meu momento de fazer aquele balanço geral e ressignificar a minha vida toda. Sei que algumas pessoas me criticaram por eu ter escolhido voltar para São Paulo, deixando para trás uma cidade tranquila e um emprego sólido. Mas entenda: é apenas impossível mensurar a dor do outro. Não julgue quem está tentando ressignificar a dor de uma perda!

E assim voltei para casa, em busca de aprender a conviver com essa dor. Era o meu grande desafio. A vida não é justa... Mas precisamos entender que é possível seguir em frente. Era exatamente isso o que eu iria fazer.

Mas entenda: é apenas impossível mensurar a dor do outro.

Não julgue quem está tentando ressignificar a dor de uma perda!

Ressignificando Perdas

RACKEL ACCETTI

Ressignificando, no gerúndio

Assim que perdi meu namorado, enquanto ainda morava no Sul, eu chorava tanto que comecei a escrever para colocar meus sentimentos para fora, falando sobre perdas na vida e como seria possível enfrentar essa dor. Levei meus textos para a minha terapeuta, que sugeriu que eu escrevesse um livro ou criasse um blog.

Lembrei que, na minha infância e adolescência, eu tinha um hábito: escrever em diários, para conseguir me perceber melhor. Além disso, minha mãe sempre falava que eu escrevia bem. Era a hora, então, de retomar esse hábito.

Só que, em vez de diário, decidi criar a página *Ressignificando Perdas*, no Instagram.

Eu queria falar sobre meus sentimentos, sobre o luto e sobre as minhas próprias perdas: minha avó, minha mãe, meu namorado e, mais tarde, meu emprego. Comecei contando a minha história e fazendo reflexões sobre o tema. E mais depressa do que eu imaginava a página cresceu. Diversos corações enlutados passaram a dividir suas experiências naquele espaço de acolhimento, que criei sem saber aonde iria chegar.

Logo no início, recebi críticas de pessoas bem próximas a mim: "Como é que você vai superar a morte da sua mãe se você fala todo dia com pessoas que perderam gente? Você fica absorvendo essa dor para você!".

Mas este é o julgamento de quem ainda acha que luto é uma palavra carregada de dor. Luto é falar de amor!

Então, quando eu escuto as histórias na minha página, absorvo amor. Na verdade, eu já ressignifiquei essa palavra dentro de mim. Estar de luto é a busca da ressignificação. De um novo sentido.

A maioria dos enlutados acha que não vai conseguir sobreviver quando perde a pessoa que ama – "O que vai ser da minha vida? Estou perdido!". Como um mecanismo de defesa, nossa mente começa a nos sabotar. Ela é muito nossa inimiga... Então, se a gente não souber usar o nosso órgão mais inteligente, que é o coração (como diz a autora Patricia Meirelles), podemos dificultar muito o processo do luto. É ele quem vai dar a direção. A ressignificação vem do coração! A partir dele, conseguiremos ressignificar a nossa vida e continuar honrando a memória de quem amamos.

Honrar essa memória é olhar para tudo com mais leveza... Sempre que eu acordo e sinto que o dia não vai ser fácil, escuto a voz da minha mãe falando comigo: "Filha, você não vai desistir!". Este é um pacto que eu tenho com a memória dela.

Eu não vejo mais o luto como um processo pesado. É um processo que vai fazer parte de mim enquanto eu viver. Eu nunca vou me esquecer da minha mãe. Nunca, nunca, nunca! Mas já aceitei que é algo que eu vou ter que conviver pelo resto da vida. Então, que seja leve, que seja ameno...

Ajudar as pessoas, para mim, foi o que começou a fazer sentido e dar um novo significado à minha vida. Um verdadeiro processo de ressignificação! Hoje, além da página no Instagram, eu tenho um grupo de apoio gratuito on-line, onde a cada 15 dias eu escuto 15 pessoas enlutadas. Eu não sou terapeuta, mas ajudar pessoas que estão passando por momentos difíceis como os que eu passei se tornou o meu propósito. Eu as ouço e valido os sentimentos delas, porque são os mesmos que os meus. E é lindo vê-las melhorando, ressignificando suas dores...

Porém, é importante ressaltar: eu ainda estou no processo de ressignificação da minha própria dor. No luto, a gente não chega lá e simplesmente ressignifica! É algo que se faz todos os dias... Por isso, eu me refiro ao verbo no gerúndio: *ressignificando*. Eu não falo que ressignifiquei. Afinal, o vazio é avassalador, e lidar com a ausência e a angústia é um exercício diário.

Mesmo que a dor hoje pareça muito forte, sempre é possível aprender a ressignificar o insuportável para transformá-lo em algo suportável. É preciso encarar a dor da perda de frente. Por mais que isso doa, massacre... É preciso ser forte, mas também podemos nos permitir sofrer. A força é justamente reconhecer o tamanho da dor, vivê-la, tentar sobreviver a ela e um dia transformar essa dor em saudade, sabedoria e maturidade.

Perder alguém que amamos é tão avassalador, porque não perdemos apenas o nosso presente ou o passado que vivemos tão intensamente... Perdemos o futuro que deveríamos ter tido e que poderíamos ter vivido ao lado de quem amamos. Mas todas as esperanças, os sonhos e as expectativas que tínhamos em relação ao futuro terão que ser ressignificados porque quem amamos não estará mais presente.

Conexão que não acaba

Eu acredito que nenhum de nós está preparado para deixar o outro ir embora, não importa quais sejam nossas convicções sobre espiritualidade e continuidade da existência. Mesmo assim, cerca de um ano após a morte de minha mãe, eu tive um sonho bastante consolador. Foi o primeiro com ela.

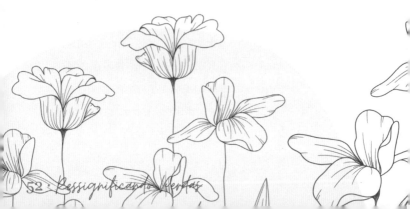

Eu me encontrava com minha mãe em um lindo jardim e demos um grande abraço. E ela me disse: "Filha, eu estou bem. Eu te falei que eu ia partir. Você sonhou com isso, lembra?". Então ela colocou a mão na minha cabeça e eu me lembrei de tudo. Quando acordei, peguei o meu celular e fui ver o histórico de conversas no WhatsApp com a minha mãe. E lá estava, certinho, a mensagem no dia exato do primeiro sintoma, como já contei aqui.

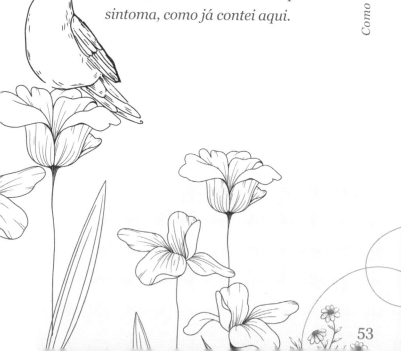

Depois desse sonho, compreendi que eu precisava olhar mais para a espiritualidade. Precisava entender mais sobre esse universo. Por muito tempo, fui cética, focada na ciência. E quando a minha mãe morreu eu não tinha muito contato com o assunto. Talvez por isso, primeiro senti revolta, medo, culpa... Vivi um turbilhão de sentimentos que quase me deixaram maluca. Mas aos poucos fui percebendo alguns sinais, como o fato de minha mãe ter sido enterrada aos pés de uma jaqueira (fruta favorita dela) ou de ver uma borboleta em um local inusitado, justamente quando estava pensando nela.

Comecei a ler mais sobre espiritualidade, a fazer cursos sobre o tema... E fui ressignificando isso também. Compreendo que, de alguma forma, existe uma coerência em tudo o que aconteceu e que elas estão vivas em algum outro lugar. *A conexão não terminou.*

Cultive o amor, não fique preso apenas na dor. O luto envolve muitas emoções. Ele dilacera nossos corações. O luto não vai passar, ressignificar é tudo que lhe restará.

Precisamos criar uma nova forma de caminhar! Eu criei a minha. Hoje, sei lidar muito melhor com a minha dor. Ela está se tornando mais leve, mais aceitável. Por quê? Porque eu me conheço mais! Foi todo um processo para hoje poder estar aqui, neste livro, levando acolhimento para você. Por isso, quero que a minha história seja de esperança.

Muitas pessoas me falam: "Ah, Rackel, você ilumina...". Mas só conseguimos ser luz quando temos que iluminar a nossa própria escuridão. E o luto é uma escuridão. É uma caverna escura. Você não sabe qual caminho tem que seguir. Só sabe que tem que caminhar. É uma caverna diferente, a qual nunca passamos e não sabemos como lidar. Então, é normal sentirmos muitas inseguranças.

Por isso, procuro mostrar às pessoas que é valido sentir tudo o que elas sentem. No luto, às vezes achamos que estamos ficando loucos, porque existe a pressão da sociedade feliz e uma cultura que não aceita sofrimento. Mas o sofrimento faz parte do processo. Em geral, só conquistamos as maiores transformações na vida pela dor. E finalmente eu posso afirmar: hoje, eu sou uma pessoa muito melhor do que eu era antes.

Agora, olho para o céu à noite e vejo que as estrelas não estão apenas mais claras. Elas ficaram mais bonitas! Navegadores experientes encontram seu caminho através dos mares olhando para elas. Talvez a experiência da perda nos ajude a ressignificar o que é importante para nós, para sabermos onde estamos e qual direção precisamos tomar.

Lembre-se: quando estiver na escuridão extrema, olhe para cima e veja a sua estrela. Ela vai lhe mostrar o caminho!

Cultive o amor, não fique preso apenas na dor.

O luto envolve muitas emoções. Ele dilacera nossos corações.

O luto não vai passar, ressignificar é tudo que lhe restará.

Ressignificando Perdas

RACKEL ACCETTI

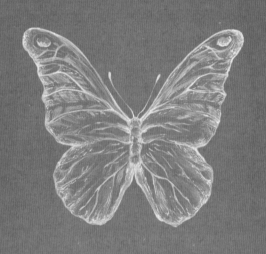

O luto é uma luta!

Durante o processo do luto, você já deve ter ouvido pessoas falando:

"Calma, vai passar!".

Com muita sinceridade, te digo:

"NÃO vai passar!".

O que vai acontecer é que você terá que reaprender a ver o mundo sem a pessoa amada. Terá que aprender a conviver com a dor e a saudade.

Tem dias em que você vai acordar bem; em outros, nem vai conseguir levantar da cama.

Tem dias que você gostaria de enfiar a sua cabeça num buraco e desaparecer.

Tem dias que a gratidão preencherá seu coração de amor e saudade.

Ressignificar uma perda é assim...

Dias bons e dias devastadores, sorrimos e choramos em fração de segundos.

Não adianta eu vir aqui romantizar e dizer que chegará um dia que você vai superar esse processo, porque estou há dois anos ressignificando diariamente.

Infelizmente, preciso lhe dizer que o mundo não está nem aí se você está de luto, com uma dor insuportável, um coração partido. Ele simplesmente segue acontecendo.

Sempre será você com você mesmo. Então, se acolha, se permita, se ame. Porque o mundo não vai parar para acolher a sua dor.

Ninguém vai salvar você do luto. Você é quem deve se salvar.

Não desista, persista, cada passo importa!

Por isso, vou compartilhar algumas reflexões com você sobre essa montanha-russa de sentimentos e emoções que o luto nos conecta...

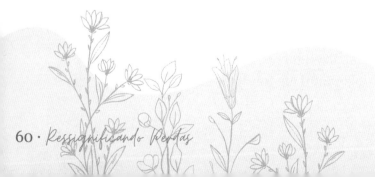

**Pare de se punir por ser
alguém que tem um coração.
Nós sofremos porque amamos.**

Em muitos momentos, buscamos silenciar as nossas emoções negativas. Lembro de ter vivido situações em que comecei a me *odiar* por sentir tudo aquilo.

Hoje, sei que essas emoções são perfeitamente compreensíveis diante de tudo o que vivemos no luto.

Somos feitos de luz e sombra, e expressar a nossa sombra não nos torna pessoas más, e sim apenas humanos.

Nossa percepção de tempo – presente, passado e futuro – estará totalmente distorcida e confusa em nosso coração.

Estamos vivendo um processo e precisamos compreender nossos sentimentos para aceitá-los com mais leveza.

Seja amoroso consigo e saiba que temos permissão para sermos humanos, porque possuímos um coração que bate forte no peito.

A cicatriz da perda sempre fará parte da nossa história. Ela faz parte de nós, mas não precisa ser maior do que a nossa vontade de voltar a caminhar.

O processo de ressignificação implica reposicionar o amor por alguém sem a presença física. É possível, sim, retomar sua vida com essa marca. Não será como antes, não há como restabelecer o que foi perdido. Porém, isso não significa que o tempo presente tenha que ser pior do que o passado. Lembre-se: é diferente.

Precisamos aprender a controlar as nossas emoções, senão elas irão nos controlar.

É necessário aceitar as nossas emoções e compreender que o processo não é linear. Tudo o que reprimirmos irá persistir e aumentar, podendo nos sufocar.

Todas as emoções são pertinentes e irão proporcionar autoconhecimento e segurança para nos apoderarmos de nós mesmos.

Somos capazes de viver, de não parar...

Tem muita vida aqui e agora para acontecer, e desistir nunca poderá ser uma opção.

Assim como os batimentos cardíacos têm seus altos e baixos, ressignificar uma perda segue o mesmo ritmo. Um dia, buscamos nos reerguer. No outro, vivemos intensamente o sofrer.

E vivemos essa dualidade, sem a nossa metade.

Se não fosse pelos nossos batimentos cardíacos, responsáveis pela vida, não estaríamos batalhando para sobreviver a essa imensa ferida.

E seguimos no ritmo do coração, ainda sem uma direção. Um dia, lá em cima; no outro, lá embaixo.

Enquanto houver as batidas, existem vida e a possibilidade de ressignificar a nossa triste despedida.

Eu vi "estranhos" me ajudando no momento que mais precisei dos "amigos".

Megan Devine escreveu em seu livro, *Tudo bem não estar tudo bem*: "O luto reorganiza nossa lista de contatos".

Essa frase fez todo sentido no meu processo. Sempre fui rodeada de "amigos" e, nos momentos que mais precisei, eles desapareceram. Em contrapartida, muitas pessoas se aproximaram e me trouxeram acolhimento. Foi uma grata surpresa do Universo.

É impressionante como as nossas relações passam por uma peneira chamada: luto.

Por isso, aceite, receba e agradeça os movimentos naturais que as nossas relações irão sofrer com o luto.

"As pessoas mais bonitas que conhecemos são aquelas que conheceram o sofrimento, conheceram a derrota, conheceram o esforço, conheceram a perda e encontraram seu caminho para fora das profundezas. Essas pessoas têm apreciação, uma sensibilidade e uma compreensão da vida que as enche de compaixão, gentileza e uma profunda preocupação amorosa. Pessoas bonitas não acontecem por acaso."

Elisabeth Kübler-Ross
(trecho do livro *Sobre a morte e o morrer*)

Quando você está vivendo seu processo de luto, o seu caminho pode parecer solitário. Mas é só sua nova versão que está nascendo. Ficarão para trás muitas pessoas que não combinarão mais com a vibração do seu destino.

Não se esqueça de que cada passo que você dá importa. Não é porque você teve um dia ruim que retrocedeu.

A evolução do seu processo o levará para uma melhor versão de si mesmo.

Seremos mais fortes, mais resilientes, mais empáticos, mais solidários, mais amorosos. Seremos seres humanos melhores.

Tudo é feito de energia, cuide da sua! Quando você se torna responsável em relação a si mesmo, começa a abandonar as suas máscaras. Por isso é tão importante se conhecer.

Conheça-se, permita-se e ame-se!

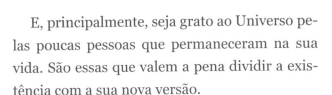

E, principalmente, seja grato ao Universo pelas poucas pessoas que permaneceram na sua vida. São essas que valem a pena dividir a existência com a sua nova versão.

Precisamos respeitar nossos limites e deixar que o luto reorganize naturalmente as pessoas que merecem permanecer em nossas vidas. É tempo de renovação, tempo de valorizar quem realmente está ao seu lado, o acolhendo, ouvindo, abraçando e amando.

 Lembre-se sempre: o luto desconstrói relações superficiais; apenas o que é verdadeiro permanece.

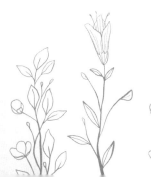

"O luto não é um obstáculo a ser superado".
- Maria Helena Franco, psicóloga

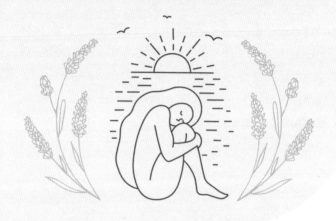

O luto é um processo de elaboração de uma perda, que envolve integração e adaptação. E não um obstáculo a ser superado.

O processo é extremamente particular, de acordo com o vínculo e os papéis que esse amor representava em nossas vidas.

Precisamos viver esse processo. Infelizmente, não temos como fugir da dor esmagadora que estamos sofrendo hoje.

Será a partir da vivência dessa dor que conseguiremos *suportar*, para ir reconstruindo e retomando a vida aos poucos, no seu tempo, com compaixão e sem julgamentos.

Luto é para ser vivido, acolhido,
ressignificado, sentido.

Luto é para ser permitido e
não para ser esquecido.

Acolha suas memórias, acolha suas vivências.

Acolha suas perdas, acolha sua dor e seu tempo.

Você não está enlouquecendo!

Posso te assegurar que você não está enlouquecendo!

Quando somos acometidos pela perda de um amor, ficamos anestesiados, amortizados e completamente fora do nosso eixo.

A verdade é que nosso cérebro produz essas sensações propositalmente, para nos proteger do impacto dessa dor.

Jamais teríamos a capacidade humana de absorver o luto de uma só vez. Entraríamos em colapso. Parece que estamos vivendo no modo câmera lenta, uma sensação horrível de que perdemos a nossa capacidade de raciocínio, de lógica e de entendimento.

Logo após a perda da minha mãe, tive que retornar ao trabalho, e tudo me parecia tão difícil! O simples fato de atender ao telefonema de um fornecedor era um martírio. Trabalho com livros e precisava ler e reler, mas não conseguia compreender nem uma palavra sequer.

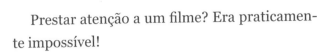

Prestar atenção a um filme? Era praticamente impossível!

Comecei a pensar se não estaria enlouquecendo... O trabalho me cobrava, as pessoas me cobravam, a vida me chamava e eu... Não sabia mais quem eu era, me sentia limitada e incapaz.

Foram momentos muito difíceis...

Felizmente, aos poucos, fui retomando vagarosamente o controle da minha vida. À medida que minha cognição voltava ao normal, as fichas começavam a cair. A vida retomava, mas, em contrapartida, a ausência gritava, a saudade dilacerava e as instabilidades entre as emoções aumentavam.

Uma batalha que parecia não ter fim. E a verdade é que não sei se tem mesmo. Por isso, me conformei com o fato de que estarei nessa luta enquanto viver...

O luto não tem nexo, é extremamente complexo. Não existe linearidade e muito menos uma lógica.

Por isso, posso te garantir: você não está enlouquecendo por sentir tudo o que sente. O luto mexe totalmente com a gente.

Minha reflexão é para que você não se aflija e não se espante com todas as oscilações que enfrentará nessa caminhada. Tudo o que está sentindo é legítimo e faz parte de um processo longo e tortuoso que todo ser humano que ama verdadeiramente alguém irá enfrentar um dia.

O importante é se conhecer, se acolher e jamais se deixar enlouquecer. Você tem muito por fazer! Não desista de você!

Quanto mais você insistir em lutar contra o seu luto, mais você vai se afundar nele.

Lutei muito contra o meu luto no início do processo. Queria mostrar para as pessoas e para mim mesma o quanto era forte. Até chegar ao ponto em que comecei a afundar e quase sufocar por dentro.

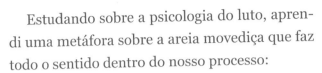

Estudando sobre a psicologia do luto, aprendi uma metáfora sobre a areia movediça que faz todo o sentido dentro do nosso processo:

Quando estamos presos em uma areia movediça, o impulso imediato é lutar insistentemente para sair dela. Mas isso é exatamente o que você não deve fazer, porque quanto mais se movimenta, mais afunda.

Com areia movediça, só há uma opção para a sobrevivência: espalhe o peso do seu corpo sobre ela – deite-se e fique imóvel nela.

Isso vai contra todos os nossos instintos: deitar-se na areia movediça e não se movimentar. Mas é necessário para sobreviver a ela.

É exatamente o que enfrentamos no luto. Quanto mais nós lutarmos e brigarmos contra nossos sentimentos, mais iremos afundar e sufocar.

Quando paramos de brigar com o luto, acalmamos e aceitamos as nossas emoções. Dessa forma, começaremos a flutuar sobre a areia movediça.

E só assim conseguiremos descobrir que é possível ressignificar e sobreviver a tudo isso.

Desejo que você possa aceitar o seu luto, parando de lutar contra ele e se permitindo sentir todas as emoções que ele te conecta.

Você vai voltar a sorrir!

Talvez você esteja pensando: "Ahh, para de otimismo! Sei que jamais voltarei a sorrir, jamais serei feliz novamente, não consigo enxergar nada de bom à minha frente".

E eu também pensava assim, há dois anos, quando estava vivendo a fase aguda do meu luto. Achava que meus dias seriam apenas repletos de tristeza e dor.

Sorrir novamente? Nunca, jamais!

Nos primeiros meses, eu estava no fundo do poço, vivendo no automático, vivendo por viver.

Meus filhos sofriam por me ver daquela forma, e observar o sofrimento deles começou a me

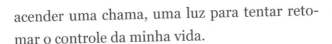

acender uma chama, uma luz para tentar retomar o controle da minha vida.

E não é fácil sair do fundo do poço, não é fácil mesmo.

Não tive opção. Precisava ter alguma reação, por mim, pelos meus filhos e pelas pessoas que permaneceram e precisavam de mim.

E comecei a buscar ajuda, terapia, leitura, autoconhecimento. Mas foi pela escrita que meu processo de ressignificação começou.

Estava reprimindo meus sentimentos e passei a me sufocar por dentro. E a partir do momento que comecei a escrever, todo o Universo começou a me acolher.

Pessoas incríveis se aproximaram. Momentos bons começaram a surgir. E voltei a sentir vontade de sorrir novamente. Não era o mesmo sorriso de antes, mas era um novo "sorrir".

No início, sentia uma culpa imensa, achava que estava "traindo" o meu amor e a minha dor.

Vivemos uma guerra interna acreditando que o sofrer será a única parte do nosso viver. Quando essa culpa batia, sempre aparecia algo sobrenatural que me dizia: para honrar a memória da sua mãe, viva como ela gostaria que você vivesse.

E a minha mãe era pura alegria, não existia motivo pelo qual ela não sorria.

Então, decidi quebrar a corrente de dor que me aprisionava, sabendo que ela faz morada dentro de mim, mas que não precisa ser perpetuada. Hoje sei que essa dor pode ser ressignificada.

Minha caminhada permanece com momentos de muita tristeza, mas, pelo amor que vive dentro de mim, jamais deixarei que a dor tenha o poder de oprimir o meu sorrir.

Desejo que você nunca desista de sorrir!

A culpa é uma prisão. Liberte-se.

O *Ressignificando Perdas* cresceu e hoje temos um Grupo de Apoio. Nossos encontros são enriquecedores para todos, já que compartilhamos nossas histórias, nossas dores e, principalmente, nossos traumas em relação ao nosso processo do luto.

É impressionante como vários sentimentos se conectam entre uma história e outra. E o sentimento mais comum entre nós, enlutados, é a CULPA.

Todos achávamos que poderíamos ter feito algo diferente para que o desfecho fosse outro. E não poderíamos. Não temos esse controle!

O sentimento de culpa é como se fosse uma prisão emocional. Precisamos nos libertar dessa prisão. Enquanto isso não for curado, não encontraremos a paz interior e sempre teremos mais sentimentos ruins.

E é pior ainda quando não sabemos que a causa de tanta tristeza e angústia não vem apenas da perda e da saudade, mas também da culpa que está guardada no inconsciente.

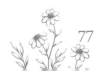

Quando a culpa bater, feche os olhos e repita esse mantra: *Fiz o melhor que pude com o nível de consciência que eu tinha naquele momento.*

Ressignificar uma perda é entrar em um casulo, ficar em silêncio, compreender a dor, aceitar o processo, para, um dia, renascer mais forte do que jamais foi...

E, como uma lagarta, você precisa se permitir sofrer a metamorfose da vida, renascer sempre, transformar as dificuldades em desafios, medo em superação, dor em força... Sei que seus amores que estão no plano espiritual esperam isso de você!

Uma frase de que gosto muito é da escritora Wandy Luz: *"A metamorfose é irreversível. Depois que voa, a borboleta jamais volta a rastejar"*.

Só faz sentido o que te faz sentir.

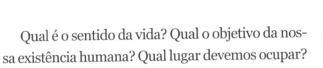

Qual é o sentido da vida? Qual o objetivo da nossa existência humana? Qual lugar devemos ocupar? Como sobreviver a dores tão profundas na alma?

Pensar em todas essas questões é refletir sobre a busca constante pela felicidade. Dizem que somos feitos para sermos felizes.

Sempre digo que "felicidade" é uma palavra muito subjetiva. O que é felicidade para mim não será necessariamente para você, não é mesmo?

Recentemente, li em um artigo que a felicidade não está nos bens materiais, se eles não estiverem acompanhados de sentido. De nada serve possuir bens, se não temos com quem partilhar. Hoje, ostentar *a vida dos sonhos* virou algo comum no mundo em geral. Tudo é imediato, tudo tem que ser breve.

O luto é abafado, proibido, e a cobrança é agressiva ao enlutado pela tal *felicidade*.

Gosto muito de uma frase, inclusive a uso em TUDO na minha vida: *"Só faz sentido o que te faz sentir"*.

Então, sinta tudo o que tiver que sentir, pois nossos sentimentos são a nossa única verdade.

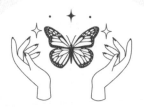

O luto destrói e o amor reconstrói.

O amor é eterno e reconstrói.

O luto e o desespero da ausência nos destroem.

Precisamos nos agarrar ao amor.

A jornada nunca será fácil, mas ceder ao desespero só irá aumentar o medo e a dor.

Quando o desespero chegar,
respire fundo e faça uma meditação.

Ela é a chave da conexão com seu coração.

O amor vive, o amor viverá.

Seguir sua jornada com esse amor é
o que irá sustentar você.

O luto é uma luta!

Um mantra para os momentos difíceis

Para honrar a sua vida e a sua
memória, eu serei feliz e seguirei
seus ensinamentos.

O que fazer com os sonhos destruídos?

Estamos vivos! E a vida nos convida a recomeçar diariamente. Tínhamos sonhos, planos, objetivos que contemplavam nosso grande amor.

Infelizmente, eles foram condenados ao impossível no dia em que sofremos o grande impacto da perda. A verdade é que não temos controle de nada. Somos prepotentes em acharmos que podemos controlar algo nessa existência.

Chega o momento de reavaliar os sonhos, distinguir os que ainda são alcançáveis dos que não serão mais possíveis. Precisamos ressignificar os sonhos impossíveis, para que novos sonhos ocupem essa lacuna.

Não podemos mais nos alimentar dos sonhos passados. Precisamos que eles sejam o nosso alimento para o futuro. Precisamos aprender com toda essa dor. Não existe escolha.

É necessário reconstruir os objetivos, recalcular a rota e se permitir isso. Por nós, pelos que se foram, pelos que ficaram e precisam de nós.

A aceitação é um grande passo para a ressignificação

É preciso ressignificar a palavra "aceitação" no processo de luto.

Temos como crença acreditar que a aceitação é a validação, ou seja, a concordância dos fatos em si. Jamais iremos concordar com a partida de quem amamos.

Aceitar é compreender que os fatos aconteceram, que nada poderia ser modificado e que existe um propósito maior em todas as coisas. Não temos o poder de controlar nada neste Universo infinito repleto de sabedorias ocultas.

A aceitação é um grande passo para a ressignificação e ela só acontecerá se nos perdoarmos por acreditamos que poderíamos ter feito algo diferente que mudaria o desfecho de uma existência.

Sobre ressignificar o "Dia de Finados"

Para muitos, será apenas um feriado a se comemorar, ainda mais no meio da semana para quebrar a rotina de trabalho ou dos estudos.

Para nós, será o dia que irá acentuar aquela dor latente da ferida, que talvez já estivesse com aquela casquinha em processo de cicatrização, mas que, nesta data e com todo o discurso que ela enfatiza, fará com que ela se rompa, deixando-a sangrar e arder desesperadamente sem qualquer tipo de anestesia.

Se buscarmos o significado da palavra "finados", chegamos ao verbo "finar", que vem do latim "finis" ou seja, acabar, finalizar, encerrar. O significado gramatical de finados seria, então, algo que finou, findou, acabou, morreu.

Como aceitar a morte de um amor que vive cada vez mais forte dentro de nós?

Para muitos, a homenagem será para os mortos. Para nós, a homenagem será em nome da vida, do amor, da gratidão e da emoção que sentimos por carregar as memórias mais vivas do que nunca em nosso coração.

O amor transcende o definitivo e o permanente. Para o amor, não existem palavras como acabou, morreu, findou. Enquanto vivermos, eles viverão!

Luto e melancolia

Muitos falam que o luto é pura melancolia,

Só sente o luto quem já amou um dia,

E não se permita ferir ainda mais,

Sabendo que é capaz,

De amar cada vez mais,

E levar amor para quem não tem mais...

Não somos melancólicos e tristes, como muitos dizem. A grande maioria dos que nos "rotulam" dessa maneira nunca sofreu o impacto de uma perda em suas vidas.

Quem ama de verdade não passará imune por essa existência terrena sem sofrer o impacto da dor de perder um amor.

O luto é humano e universal.

Somos amor, somos compaixão.

Nosso processo jamais será em vão!

*Somos fortes e verdadeiros,
como muitos jamais serão!*

Ressignificar uma perda é viver uma grande e intensa metamorfose

Gosto muito de borboletas. Elas me fazem lembrar de que na vida tudo se transforma. O casulo é a fase das mudanças que sempre são muito difíceis e desafiadoras. Mas a transformação em borboleta é a prova de que lutar e persistir valem a pena.

Não podemos esquecer que o luto é uma luta diária. E você está sofrendo a metamorfose, que significa transformação. Você nunca mais será a mesma pessoa que foi antes da perda; isso não significa que vai ser pior, apenas diferente.

Nós, seres humanos, diferentemente dos animais, somos responsáveis pela metamorfose em nós e, assim como as borboletas, precisamos construir o nosso casulo, onde iremos reavaliar nossas próprias limitações, até o momento propício de revelar a mudança para o mundo.

O tempo pode ser nosso amigo dentro desse processo. A transformação só irá acontecer dentro de nós se agirmos. O luto exige coragem e movimento.

Viva sua metamorfose da melhor maneira possível, se entregando a ela e ao processo que está vivendo!

Basta sentir, se permitir e não se ferir!

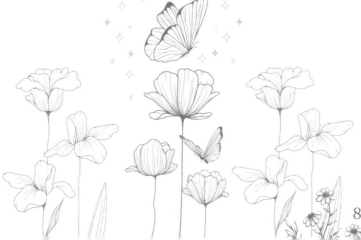

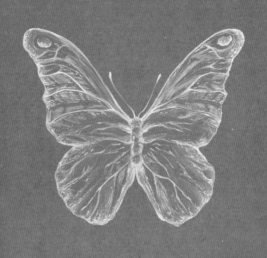

Espiritualidade pode ajudar?

Minha abordagem sobre a espiritualidade sempre será universalista. Apesar de eu ter sido batizada na igreja católica, nunca frequentei ou exerci efetivamente a religião. A espiritualidade sempre foi uma busca para mim. Comecei a estudar diversas religiões, mas nunca me encaixei 100% em nenhuma delas. A religião foi criada pelos homens e não pelos grandes mestres espirituais que passaram por este planeta. Jesus não era católico, Buda não era budista, entre tantos outros.

Gosto de seguir a filosofia que aprendi com um grande mentor na minha jornada: Bruno Gimenes. Ele diz: *"A melhor religião é a do amor e a melhor filosofia é fazer o bem"*.

Respeito e admiro diversas religiões, mas prefiro olhar para a espiritualidade como algo abrangente, sem dogmas e paradigmas.

Porém, quando sofremos o impacto da perda, é totalmente normal *brigarmos* com a nossa espiritualidade, com Deus ou com o que quer que você acredite como sendo o Criador.

A verdade é que sempre fui acostumada com os milagres da vida. Todos os pedidos que emanava para o Criador eram atendidos. E me considero uma pessoa abençoada. Tenho uma família muito amorosa, sempre tive muita saúde e conquistei muito crescimento na minha carreira profissional.

Até que chegou o dia do grande e temido *não*. Pedi, implorei, gastei os joelhos com tantas orações, mas não recebi o tão sonhado *sim*.

Quando minha mãe estava na UTI, eu quase não dormia. Ficava de joelhos dobrados no chão, implorando pela vida dela.

E quando recebi a pior notícia da minha vida, lembro-me de ter olhado para o céu e xingado Deus. Gritei: "Por que, Deus? Você nem existe, fui uma tola por ter confiado em Ti".

Fiquei com a fé muito abalada.

Acredito que você também se sentiu assim. Afinal, foram tantas as orações e tanta fé envolvida... Mas por que não tivemos uma chance? Por que não fomos ouvidos?

Após certo tempo, quando as emoções começaram a se equilibrar um pouco, consegui observar alguns *sinais* sobre o desfecho da jornada terrena da minha mãe. Como já mencionei, lembrei-me de um sonho, no dia em que ela teve o primeiro sintoma de Covid, e nele ela me falava que iria partir.

Ela já sabia. De alguma forma, tudo estava desenhado. Olhei o histórico das mensagens no WhatsApp e as fichas começaram a cair.

Cartas inesperadas, borboletas aparecendo nos momentos de dor mais latente, entre tantos outros *pequenos sinais*.

Nós, humanos, somos egoístas ao acreditar que a morte jamais chegará perto de nós.

Mas com o outro pode, não é?

Deus criou a vida, e a vida é feita de ciclos naturais. Todos nós nascemos, crescemos, evoluímos e partimos.

Somos apenas passageiros nessa experiência temporariamente humana.

Precisamos aceitar com mais naturalidade que todos vamos partir. É necessário quebrar o tabu de falar sobre o morrer como algo tão pesado.

É a única certeza de que temos e Deus sempre estará abençoando nossa jornada.

A força sempre estará em acreditar que o NÃO que recebemos da vida foi um grande SIM para o céu.

Desejo que você acalme seus sentimentos e suas emoções, para que possa prestar atenção à Divindade que existe além do que seus olhos conseguem enxergar neste momento.

A morte é um fim, mas não é o fim...

Estranha essa frase, não é? *Mas ela faz todo sentido para mim.*

Sem dúvida, o dia que perdemos nosso grande amor marca um fim. Independentemente da sua crença sobre a espiritualidade, passamos por uma desesperadora despedida.

Encerra-se um capítulo de nossas vidas muito bonito, verdadeiro, intenso e importante.

Nosso amor não está mais conosco neste mundo físico. Mas ele vive! Estamos agora separados entre o céu e a terra. Somos obrigados a viver um novo começo.

Nossa história não terminou aqui neste plano. Ainda temos um propósito a ser cumprido e precisamos seguir, aos poucos, no nosso tempo, lamentando o quanto for necessário por essa despedida tão dolorosa.

O mais desafiador é aprender a navegar por uma vida após a perda. Não existe roteiro, não existe regra.

Sempre será um dia de cada vez!

Deus criou a vida, e a vida é feita de ciclos naturais.

Todos nós nascemos, crescemos, evoluímos e partimos.

Somos apenas passageiros nessa experiência temporariamente humana.

Ressignificando Perdas

RACKEL ACCETTI

Positividade tóxica mascarada de espiritualidade

É muito cansativo para o enlutado sofrer a dor avassaladora da perda e ainda por cima estar cercado pela tal "positividade tóxica".

Este é um termo muito discutido quando o saudável otimismo começa a passar dos limites e se transforma em algo extremamente nocivo.

Esse comportamento se caracteriza pela negação ou pelo afastamento da realidade e pela reinterpretação de fatos negativos como se fossem positivos.

Sabemos que a felicidade é a emoção que move o mundo, muitas vezes permitindo e até validando que outras emoções não devam ser sentidas por serem nocivas. É a tal "cultura da felicidade", que nos diz que ser feliz é o único caminho possível para uma vida plena, desprezando as demais emoções. E não é assim! Todas são importantes para o nosso crescimento e para a nossa evolução.

A verdade é que, por muitos momentos, criamos uma repulsa pela palavra "felicidade". E se sofremos hoje, é porque conhecemos muito bem o significado dessa emoção, já tivemos uma relação muito próxima com ela. Já fomos íntimos da felicidade e tenho certeza de que um dia retomaremos esse vínculo perdido.

A tristeza é uma emoção humana e, assim como as outras emoções, não fará morada em seu coração. Ela está apenas hospedada por um tempo, até que sinta que não é mais bem-vinda dentro de você. Confie no fluxo natural do Universo! Nada é, tudo está!

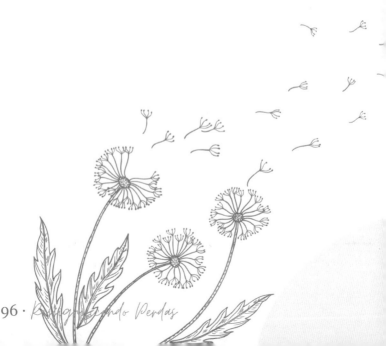

**A meditação tem sido
transformadora no meu processo.**

Sua conexão com a espiritualidade estará diretamente ligada a ouvir o que seu coração tem a dizer. Nossa mente sempre tentará nos limitar, boicotar e dificultar nosso processo de ressignificação. Nossos pensamentos geram sentimentos, que geram emoções e, a partir daí, tomamos as decisões, partimos para as ações. Por isso, vigiar e observar nossos pensamentos é fundamental em nosso processo.

Uma das formas de acalmar a mente, observar os pensamentos e se conectar com a sua essência é a meditação, na qual vamos exercitando a quebra do padrão de pensamentos.

Essa quebra é essencial quando enfrentamos uma situação tão desafiadora como o luto, pois é muito comum que nosso corpo entre em estado de alerta, proteção, e assim ficamos rígidos.

Nosso organismo naturalmente começa a liberar uma série de hormônios, entre eles o cortisol e a adrenalina. E esses hormônios não permitem que nosso corpo relaxe e descanse.

Por isso, ficamos ainda mais estressados e ansiosos ao viver esse turbilhão de sentimentos e emoções que o luto nos conecta.

A meditação tem sido transformadora no meu processo. Quando aprendi a meditar, além de obter os benefícios que são comprovados cientificamente – já que os neurotransmissores que estão ligados às nossas sensações de bem-estar e felicidade são ativados –, consegui me conectar espiritualmente com a minha mãe.

A meditação nos ajuda no desenvolvimento da mediunidade e nos permite entrar em sintonia com os seres de luz, ao tranquilizar os pensamentos. Quando acalmamos a nossa mente, permitimos que a nossa alma, a nossa essência, fale diretamente conosco.

Para ajudar você nesse processo, vou compartilhar uma meditação que faço frequentemente para a conexão com o meu coração. Em diversos momentos, por meio desta meditação, consegui me conectar com a minha mãe, que hoje está em outra dimensão.

ressignificandoperdas.com.br/bonuslivro

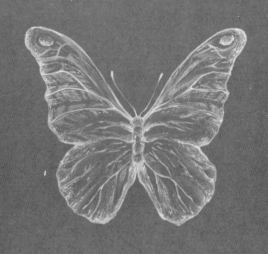

Exercícios e práticas para a ressignificação

Neste capítulo, gostaria de dividir com você alguns exercícios que pratiquei no meu processo de autoconhecimento e terapias do luto. Ao conhecer e trabalhar essas práticas, dará vazão a diversas *emoções* adormecidas que precisam do seu olhar. Só assim elas poderão ser ressignificadas.

Carta de despedida

Muitos de vocês, assim como eu, perderam um amor para a Covid. Sabemos como é doloroso viver o adeus sem despedida. Sem o ritual, sem ao menos poder colocar uma roupa. O processo é realmente cruel e pode impactar significativamente no seu processo de ressignificação.

Escrever uma carta para a pessoa perdida pode ajudar a se liberar de dores não elaboradas.

Que tal escrever uma carta, expressando todos os sentimentos que foram reprimidos?

*O que você gostaria de ter dito
antes da morte e não teve tempo?*

Exercícios e práticas para a ressignificação

Exercícios e práticas para a ressignificação

Como se sente hoje com essa ausência?

Exercícios e práticas para a ressignificação

Exercícios e práticas para a ressignificação

Escreva sobre os momentos inesquecíveis:

Exercícios e práticas para a ressignificação

Exercícios e práticas para a ressignificação

*Fale por que é grato por ter
convivido com esse amor:*

Exercícios e práticas para a ressignificação

Exercícios e práticas para a ressignificação

*Vamos encerrar com uma
despedida e um até breve?*

Exercícios e práticas para a ressignificação

Exercícios e práticas para a ressignificação

Após escrever a carta, você pode:

Deixá-la no túmulo; prendê-la a um balão e deixá-lo voar; colocá-la numa garrafa e lançá-la ao mar...

Faça o que o seu coração vibrar.

O importante é escrever e traduzir tudo o que sente.

Potinho das boas recordações

Esta prática foi cedida pela escritora May Andrade, em uma linda *live* que conduzi na página. Ela recebeu essa orientação de sua centelha divina, a qual uso frequentemente em datas difíceis para ajudar no processo de ressignificação das memórias. Para transmutar a dor em amor. O ideal é que esse exercício seja feito em família.

Pegue um pote de vidro e coloque uma foto de seu grande amor que partiu.

Depois, peça para que cada familiar escreva em um papel uma boa recordação que tem dessa pessoa. Pode ser mais de uma recordação por familiar.

Após colocados todos os papéis no pote, cada familiar irá tirar uma recordação aleatória, que poderá ser compartilhada com todos.

Esse pote poderá ficar sempre disponível e, quando a dor latente apertar, que tal uma linda mensagem tirar?

Exercício da aceitação

Negar uma emoção por considerá-la desconfortável é algo comum no funcionamento da nossa mente. Mas isso não ajuda, muito pelo contrário. Elaborar o luto, transformando a dor em uma força motivadora, requer sentirmos as emoções, todas elas, para aprendermos a conviver e não nos deixarmos dominar por elas. Sempre enfatizaremos o tamanho do amor, e não da dor.

Veja a imagem a seguir:

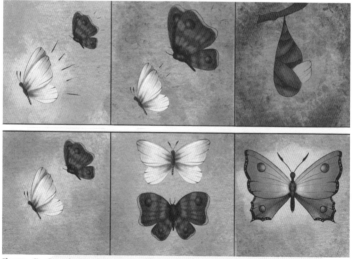

Ilustração: Iasmin Hennemann

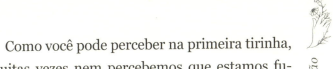

Como você pode perceber na primeira tirinha, muitas vezes nem percebemos que estamos fugindo de determinados pensamentos e emoções. E eles surgem como sombras em nossas vidas, a ponto de acabarem nos envolvendo por completo e nos sufocando. Mas o ideal é que façamos como na segunda: perceber o que está se passando dentro de nós, acolher e não deixar nos dominar.

Neste momento, quero convidar você a pensar sobre sua perda e permitir que as emoções em relação a ela se manifestem. Procure olhar para elas sem medo, com acolhimento. Essas emoções não são você, mas são parte de você e também precisam ser cuidadas. Relate, de forma honesta, o que você sente ao pensar sobre isso:

_____

_____

_____

_____

_____

Exercícios e práticas para a ressignificação

Como se sente após fazer esse exercício?

Exercícios e práticas para a ressignificação

Metáforas
Tabuleiro de xadrez

Imagine um tabuleiro de xadrez. As peças pretas representam os pensamentos negativos, aqueles que o deixam para baixo; e as peças brancas, os pensamentos positivos, que lhe trazem bem-estar e melhoram seu humor. Você não é nenhuma das peças, *você é o tabuleiro*. Imagine-se, por um instante, sendo o tabuleiro e observando as peças pretas e brancas.

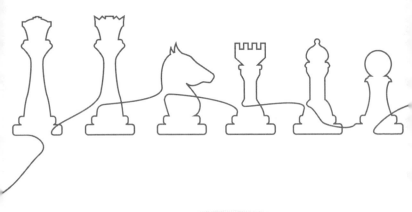

O que cada cor lhe diz?

_____
_____
_____
_____
_____
_____
_____

*Existem mais peças pretas ou
brancas no seu tabuleiro?*

_____
_____

Se neste momento estiver com muitas peças pretas, que tal aproveitar e fazer a meditação da página 99?

A pedra

O distraído tropeçou nela. O violento a utilizou como arma. O empreendedor construiu com ela. O camponês utilizou como banco. Para as crianças, foi um brinquedo. Davi matou Golias e Michelangelo esculpiu a mais bela escultura. Em todos os casos, a diferença não estava na pedra, mas sim no homem.[3]

Imagine que sua dor é uma pedra e pense nas diversas alternativas do que é possível fazer com ela. Escreva abaixo:

_____

_____

_____

_____

_____

_____

_____

[3] Poema do livro *Essência*, de Antonio Pereira Apon.

Exercícios e práticas para a ressignificação

Viu como um mesmo elemento pode ser utilizado de formas diferentes? O processo de ressignificar o luto é bem semelhante. É sobre olhar de diversas formas para uma mesma situação. É sobre buscar enxergar gratidão por ter vivido o amor pleno, quando os momentos de dor latente chegarem. Sofremos porque amamos e nem todos os seres viveram essa experiência terrena.

Exercício para ressignificar a culpa

Em muitos casos, sentimos culpa no nosso processo de luto porque não dissemos a quem partiu o quanto o amávamos. Não o visitamos tantas vezes quanto desejávamos. Proferimos uma palavra que nos causou arrependimento. Não consideramos a gravidade da situação de saúde de um ente querido que acabou por falecer ou então tomamos um conjunto de decisões (durante o processo do morrer e da morte) que agora nos pesam na consciência e nos corroem, dificultando a elaboração da perda.

Por vezes, nos sentimos culpados porque, da última vez que estivemos com a pessoa que morreu, estávamos irritados com ela. Existem inúmeras situações que podem nos gerar a temida culpa.

Seja qual for o motivo, lembre-se de que é humano se irritar, pensar coisas negativas, fazer ou não fazer algo de que não gostaria, mesmo com aquelas pessoas a quem mais ama.

Escreva abaixo os PENSAMENTOS que você tem quando sente culpa. Em seguida, registre um CONSELHO: o que você diria a uma pessoa querida, caso ela lhe falasse que tem esses mesmos pensamentos?

Pensamento

_____
_____
_____
_____

Conselho

_____
_____
_____
_____

Pensamento

_____
_____
_____

Conselho

_____
_____
_____

Pensamento

_____
_____
_____

Conselho

_____
_____
_____

Pensamento

_____
_____
_____
_____

Conselho

_____
_____
_____
_____

Consegue enxergar que todo pensamento de culpa gera um sentimento negativo? Por outro lado, todo conselho oferecido generosamente nos causa conforto e acalento.

Que tal se aconselhar mais consigo mesmo nesse processo?

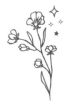

Lembre-se: você fez o que poderia ter feito com o grau de consciência que tinha naquele momento.

Rede de apoio

Criei um Grupo de Apoio porque precisava me conectar com pessoas que possuem emoções semelhantes às minhas. É muito válido e acolhedor termos os nossos sentimentos validados.

Seja por pessoas que já passaram por um processo parecido seja até mesmo por aquelas empáticas, que nos amam verdadeiramente e buscam nos ajudar.

Estar com pessoas queridas e falar como estão suas emoções podem ser de grande ajuda. Não se isole e não esconda seus sentimentos. É normal e legítimo sentirmos tudo o que vivenciamos.

Na ilustração a seguir, dentro dos círculos menores, escreva o nome daquelas pessoas mais próximas e íntimas que lhe vêm à cabeça. Nos círculos maiores, coloque o nome de alguém desses ambientes para quem pode pedir ajuda, se necessário.

Exercícios e práticas para a ressignificação

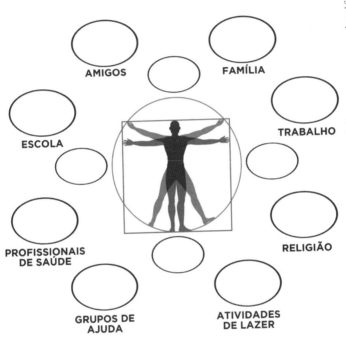

E como está a sua rede de apoio? Conseguiu ter um diagnóstico sobre em quais áreas pode explorar um pedido de ajuda?

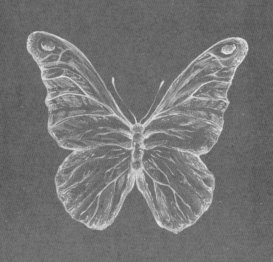

Tudo bem não estar bem!

E nossa leitura está chegando ao fim... Espero ter conseguido trazer um pouco da minha história como inspiração para a sua jornada. Nunca será fácil. Dias atrás, revivi os dois anos da partida da minha mãe e foi extremamente desafiador. Datas como essa mexem muito com as nossas emoções, parece que vivemos tudo novamente.

Temos que nos levantar e encarar o mundo, mas a nossa vontade, muitas vezes, é de nos isolar, chorar e sentir tudo o que nosso coração clama. E hoje, por meio de todo o autoconhecimento que construí, sei que está tudo bem que seja assim... Eu me aceito, não me julgo e tenho certeza de que não estou retrocedendo no meu processo por sentir o que senti. Com esse posicionamento, tudo fica mais leve.

Lembre-se de que a nossa mente está sempre nos dizendo que não vamos aguentar ou suportar tal situação. E a verdade é que, quando olhamos para trás, enxergamos que já passamos tanta coisa que não imaginávamos que seria possível.

Sobrevivemos ao pior dia de nossas vidas, não é mesmo?

É justamente quando continuamos a caminhar que um dia enxergaremos que já podemos lidar com situações que não acreditávamos que seríamos capazes de suportar.

Mesmo que você não veja, o Universo está cuidando de tudo. Não é que as coisas não fazem sentido, a nossa visão é que é muito limitada – lembre-se disso quando seu coração apertar.

Um plano de evolução está se desenrolando. Confie no que você não vê, mas sente. Você não está sozinho.

Dos momentos mais difíceis nascem as mudanças mais profundas. Tudo passa. Tudo muda!

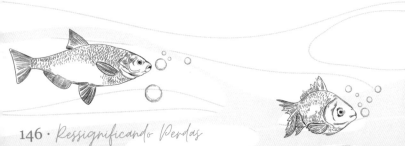

"Entre as margens da dor e prazer
o rio da vida flui.

É só quando a mente se recusa a fluir com a vida e fica presa nas margens, que se torna um problema.

Fluir quer dizer aceitação, deixar vir o que vem e ir o que vai."

Sri Nisargadatta Majaraj

Tudo bem não estar bem!

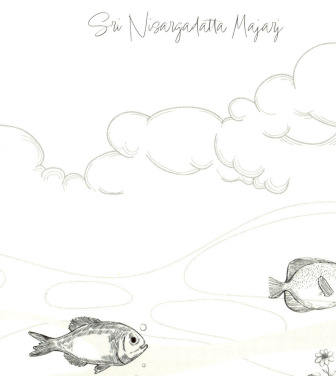

A partir do momento que sofremos uma perda, precisamos redescobrir quem somos e o que sobrou da nossa identidade.

O amor acontece por meio da troca de relações. E como a própria palavra diz, você dá um pouco de você e acolhe dentro de si um pedaço do outro. Todas as pessoas que passam pela nossa vida fazem parte da construção de quem somos, da nossa identidade.

Precisamos realocar novos espaços dentro de nós para nos adaptarmos a uma nova configuração de vínculo que não contempla mais a presença física, mas que transcende a matéria e vive mais presente do que nunca dentro de nossos corações.

Ressignificar é escolher quem seremos a partir dessa reconstrução. Podemos ser eternamente melancólicos e tristes ou podemos nos tornar pessoas mais amorosas, empáticas e gentis.

Aprendi a viver o luto vivendo. Precisei sentir, chorar e sorrir. Sempre me apegando no bem mais precioso que a minha mãe me deixou: o amor.

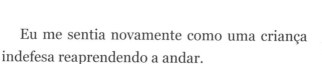

Eu me sentia novamente como uma criança indefesa reaprendendo a andar.

O luto levou uma parte gigantesca do meu ser, mas ele também me ensinou a batalhar pelo viver.

Alimente as emoções positivas, olhe para frente e dê a si a chance de também passar por seu próprio processo de ressignificação.

Sei que, neste momento, pode parecer difícil, mas lembre-se de que ressignificar é uma escolha.

Ressignificar uma perda poderá ser mais leve quando deixamos de carregar apenas as bagagens de dor. É preciso aceitar as nossas vulnerabilidades para nos darmos a oportunidade de começar de novo, reconstruir os caquinhos e evoluir.

Orgulhe-se do seu progresso. Você segue tentando, mesmo não estando bem.

Ressignificar é movimento, mudança e transformação. Você não é o mesmo de ontem, nem será o mesmo amanhã.

Então vá, mas vá devagar, usando seu autoconhecimento e a sabedoria de que cada pequeno passo à frente já é uma grande vitória.

Sentimos o luto porque amamos, o luto faz parte do amor.

Você é a luz que vai iluminar sua jornada.

O luto exige movimento e será pela dor que você encontrará uma luz que jamais imaginaria que existisse dentro de você.

Acenda sua luz!

Seu amor que hoje vive em outro plano ficará orgulhoso de você.

Com amor e ressignificando todos os dias,

Rackel Accetti

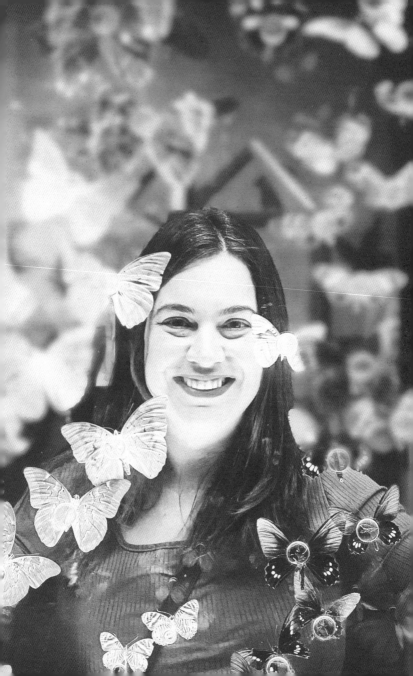

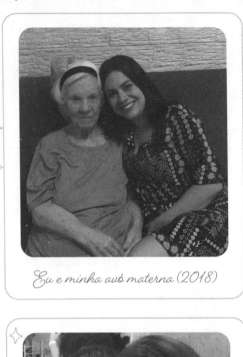

Eu e minha avó materna (2018)

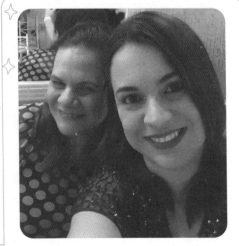

Eu e minha mãe (2018)

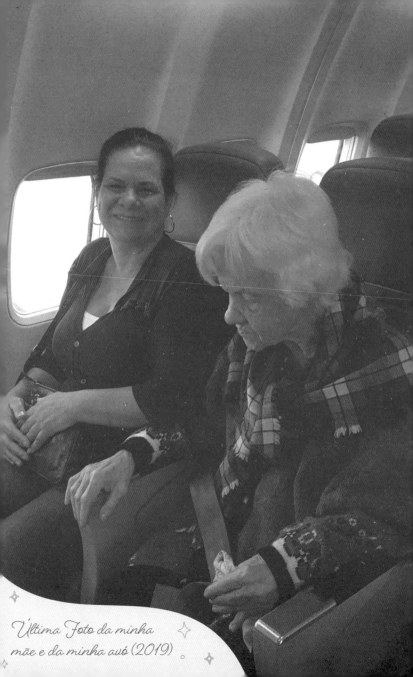

Última Foto da minha mãe e da minha avó (2019)

Playlist

www.ressignificandoperdas.com.br/playlist

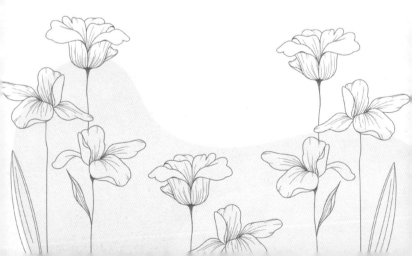

REDES SOCIAIS

Ressignificando Perdas

◎ @ressignificandoperdas

🇫 /ressignificandoperdas

▶ @ressignificandoperdas7802

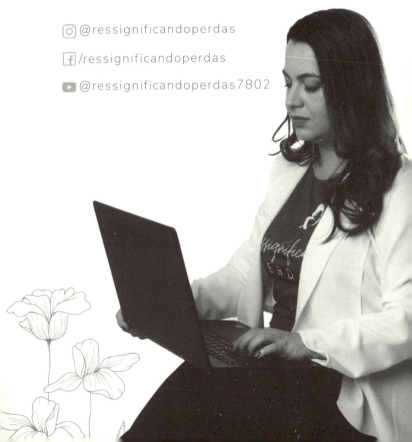

Referências

ARANTES, Ana Claudia Quintana Arantes. **A morte é um dia que vale a pena viver**. Rio de Janeiro: Sextante, 2019.

CHOPRA, Deepak. **Vida após a morte**. Rio de Janeiro: Rocco, 2010.

MELO, Padre Fábio. **A hora da essência**. São Paulo: Planeta, 2021.

MANNIX, Kathryn. **Precisamos falar sobre a morte**. Rio de Janeiro: Sextante, 2019.

OSTASESKI, Frank. **Os cinco convites**. Rio de Janeiro: Sextante, 2018.

DEVINE, Megan. **Tudo bem não estar tudo bem**. Rio de Janeiro: Sextante, 2021.

FORSYTHIA, Shelby. **Sobre viver o luto**. Bauru: Astral Cultural, 2021.

WESTBERG, Granger E. **Perdas e luto**. Petrópolis: Vozes, 2011.

Referências

ALVES, Rubem. **Ostra feliz não faz pérola**. São Paulo: Planeta, 2021.

LUZ, Rodrigo. **Luto é uma outra palavra para falar de amor**. São Paulo: Ágora, 2021.

HICKMAN, Martha. **A vida depois da perda**. Rio de Janeiro: Sextante, 2022.

BORGES, Wagner. **Falando de vida após a morte**. Nova Petrópolis: Luz da Serra, 2020.

Agora que a leitura terminou, faça anotações aqui sobre os sentimentos que este livro trouxe a você.

___

___

___

___

___

___

___

___

___

___

___

___

___

___

___